Ahmad Faisal Ismail
Arbaatul A. Nazirah Hamshah
Susi Sukmasari

Dor músculo-esquelética no pessoal dentário

Ahmad Faisal Ismail
Arbaatul A. Nazirah Hamshah
Susi Sukmasari

Dor músculo-esquelética no pessoal dentário

Prevalência e factores de risco associados

ScienciaScripts

Imprint

Cover image: www.ingimage.com

This book is a translation from the original published under ISBN 978-620-2-07205-2.

Publisher:
Sciencia Scripts
is a trademark of
Dodo Books Indian Ocean Ltd. and OmniScriptum S.R.L publishing group

120 High Road, East Finchley, London, N2 9ED, United Kingdom
Str. Armeneasca 28/1, office 1, Chisinau MD-2012, Republic of Moldova, Europe
Printed at: see last page
ISBN: 978-620-8-28354-4

Índice

CAPÍTULO 1

INTRODUÇÃO

1.1 ANTECEDENTES DA INVESTIGAÇÃO

As doenças inflamatórias e degenerativas que afectam os músculos, os tendões, os ligamentos, as articulações, os nervos periféricos e os vasos sanguíneos de suporte são conhecidas como perturbações músculo-esqueléticas (MSD). As lesões por esforço repetitivo mais comuns na higiene dentária são a síndrome do tumor do carpo, a mialgia do trapézio, a síndrome de De Quervain e muitas outras. O pessoal dentário tem um risco acrescido de desenvolver perturbações músculo-esqueléticas devido à elevada carga de trabalho, à longa duração do trabalho, ao envolvimento de movimentos repetitivos e a outros factores de risco. Os locais mais comuns de desconforto músculo-esquelético entre o pessoal dentário são o pescoço, os ombros e a região lombar. Os factores de risco mais comuns que afectam as equipas de dentistas são a utilização de ferramentas vibratórias, os esforços forçados, a iluminação deficiente e a repetição de tarefas durante o tratamento dentário.

Anteriormente, não foi efectuado nenhum estudo na Clínica Dentária do IIUM para investigar esta condição em particular. Assim, o objetivo deste estudo é determinar a prevalência e os factores de risco associados a distúrbios músculo-esqueléticos entre a equipa dentária da clínica dentária do IIUM. A partir deste estudo, a comunidade da equipa dentária em Kulliyah of Dentistry reconhecerá os factores de risco que contribuem para o desenvolvimento de distúrbios músculo-esqueléticos entre eles. Assim, a direção da instituição tomará medidas para reduzir a prevalência de perturbações músculo-esqueléticas entre eles.

1.2 OBJECTIVOS

1. Determinar a prevalência de dor músculo-esquelética entre a equipa dentária da clínica dentária do IIUM.
2. Descobrir os factores de risco associados à dor músculo-esquelética entre a equipa dentária da clínica dentária HUM.

1.3 HIPÓTESE

1. Existe uma associação significativa entre os factores de risco e a dor músculo-esquelética na equipa dentária da clínica dentária do HUM.

1.4 QUESTÃO DE INVESTIGAÇÃO

1. Qual a associação entre factores de risco e dor músculo-esquelética na equipa dentária da clínica dentária HUM

1.5 REVISÃO DA LITERATURA

1.5.1 FACTORES DE RISCO DE DOR MÚSCULO-ESQUELÉTICA EXPOSTOS A EQUIPAS DENTÁRIAS

Kumar *et al.*, (2012) declararam que os prestadores de cuidados de saúde oral (OHP) ou profissionais de medicina dentária (DP) incluem dentistas, assistentes dentários, higienistas dentários, estudantes de medicina dentária, enfermeiros dentários, trabalhadores de laboratórios dentários, técnicos de medicina dentária e trabalhadores de consultórios dentários. As perturbações músculo-esqueléticas relacionadas com o trabalho (LMERT) são problemas do sistema músculo-esquelético que têm um custo significativo em termos de problemas no local de trabalho, afectando assim a saúde ocupacional, a produtividade e a carreira da população ativa.

Como referido por Kierklo *et al.*, (2011), os profissionais de medicina dentária são propensos aos riscos para a saúde no trabalho e ao desenvolvimento de perturbações por trauma cumulativo. Isto deve-se à sua rotina de trabalho, que exige que se mantenham sentados ou de pé durante um longo período e que tenham de manter a cabeça, o pescoço e os ombros numa posição fixa. Em medicina dentária, a posição inconveniente e as tarefas repetitivas, como a instrumentação dos canais radiculares, a preparação e obturação de cavidades, a destartarização ou o planeamento radicular, contribuem significativamente para as perturbações músculo-esqueléticas (LME) e para o stress psicológico e, por fim, causam fadiga.

Abduljabbar (2008) sublinhou no seu jornal que a prevalência de distúrbios músculo-esqueléticos entre os profissionais de medicina dentária ocorreu provavelmente devido à carga de trabalho específica da medicina dentária, que exige uma elevada visualização e precisão e requer um excelente controlo dos movimentos das mãos. Além disso, trabalham com os braços elevados e sem apoio durante um longo período de tempo, o que pode causar tensão muscular. Todos estes sintomas podem afetar a capacidade de trabalho e o desempenho do dentista.

A medicina dentária é uma profissão que pode levar à ocorrência de dores musculares devido a movimentos repetitivos, longos turnos de trabalho, má postura corporal, stress mecânico e muitos outros factores. De acordo com Madaan & Chaudhari (2012), "devido ao facto de a sua área de trabalho ser estreita, a realização de tratamentos dentários resulta numa postura de trabalho muito inflexível. Os estudos indicam que a dor nas costas, no pescoço e nos ombros ou nos braços está presente em 81% dos operadores dentários."
No seu artigo, Abduljabbar (2008) declarou: "A carga física, tal como posturas de trabalho repetidas, não naturais, desviadas ou inadequadas, movimentos forçados das mãos, equipamento inadequado ou conceção do local de trabalho entre os dentistas, parece colocá-los em risco de desenvolverem perturbações músculo-esqueléticas". Estes factores de risco estão frequentemente expostos às equipas dentárias no seu ambiente de trabalho. Assim, incentiva-se a dor ou o desconforto músculo-esquelético, que se generaliza gradualmente entre as equipas dentárias.

1.5.2 LOCAIS DE DOR MÚSCULO-ESQUELÉTICA EXPERIMENTADOS PELAS EQUIPAS DENTÁRIAS

(2010), descobriram que 20,3% dos instrutores clínicos, 32,9% dos estudantes de pós-graduação e 46,8% dos assistentes dentários inquiridos sofriam de dores musculoesqueléticas. Os locais mais frequentemente afectados foram a dor no ombro (72,2%), seguida da dor no pescoço (70,3%) e da dor lombar (50,6%). Estas dores podem ocorrer devido a uma posição estática prolongada durante o tratamento dentário em posições incómodas e ao uso extensivo de movimentos das mãos.

Sankar *et al.*, (2012) afirmaram claramente no seu estudo que encontraram 108 pessoas (41,69%) que sofriam de perturbações músculo-esqueléticas relacionadas com o trabalho que afectam uma ou mais partes do corpo. Em pormenor, descobriram que a dor no pulso e a dor na região lombar são as perturbações músculo-esqueléticas relacionadas com o trabalho mais comuns.

Utilizando um Questionário Nórdico Musculoesquelético (NMQ) para determinar o local da dor, Rabiei *et al.*, (2011), revelaram que os locais de dor mais frequentes eram o pescoço (43%), as costas (38%), seguidos do ombro e do pulso, respetivamente (25%). A dor no pescoço é a mais prevalente em comparação com os outros locais. Isto pode dever-se à posição desconfortável do pescoço durante um período prolongado de tratamento dentário, como destartarização, obturação, extração, etc.

(2012), realizaram um estudo sobre o impacto da dor músculo-esquelética no sistema de saúde. A partir daí, verificaram que, entre 158 participantes com desconfortos músculo-esqueléticos, 34,8% utilizavam medicação para aliviar a dor, 32,3% procuravam avaliação médica, 27,2% reduziam o horário de trabalho, 22,8% tinham dificuldade em dormir e 22,8% falta ao trabalho. Consequentemente, todos estes impactos podem diminuir a qualidade do desempenho profissional das equipas de medicina dentária.

1.5.3 ERGONOMIA NO AMBIENTE DE TRABALHO DENTÁRIO

Melis *et al.*, (2004) realizaram uma investigação para determinar o tempo de desenvolvimento de problemas músculo-esqueléticos entre os estudantes de medicina dentária da Sardenha. Os autores descobriram que os sintomas de problemas músculo-esqueléticos surgiram após o início do ano de formação clínica. Por conseguinte, recomendaram que a ergonomia fosse incluída no módulo de aprendizagem, a fim de diminuir os riscos ergonómicos para os médicos dentistas.

De acordo com Khan & Chew (2013), sugeriram que as lesões causadas por perturbações músculo-esqueléticas relacionadas com o trabalho podem ser evitadas através da aplicação da ergonomia na conceção de equipamento e instrumentos dentários. As boas práticas e aplicações ergonómicas são capazes de prevenir o desenvolvimento de sintomas de perturbações músculo-esqueléticas relacionadas com o trabalho. Existem algumas aplicações ergonómicas que podem ser praticadas, tais como o ajuste da cadeira do doente quando se acede a diferentes quadrantes, a colocação de instrumentos e materiais ao alcance da mão, o trabalho com os cotovelos mais baixos do que os ombros, que têm sido recomendados para melhorar a postura num ambiente clínico, diminuindo assim a exaustão e o risco de desenvolvimento de perturbações músculo-esqueléticas relacionadas com o trabalho entre as equipas dentárias.

Desai *et al.*, (2013) declararam no seu estudo que, ao proporcionar espaço suficiente e evitar movimentos de torção e flexão, a pressão sobre o sistema músculo-esquelético diminui. Sugeriram que os profissionais de medicina dentária devem assegurar que os instrumentos necessários ao longo do tratamento dentário são colocados a menos de 20 polegadas à frente do corpo. Além disso, os profissionais de medicina dentária devem selecionar os instrumentos que são concebidos ergonomicamente. Isto deve-se ao facto de reduzir o esforço de força e manter a parte do membro superior na posição neutra.

Rabiei *et al.*, (2011) sugeriram a aplicação de assentos a quatro mãos e a utilização de equipamentos ergonómicos para os profissionais de medicina dentária. A lógica da utilização de equipamentos ergonómicos consiste em minimizar os movimentos desnecessários e pode evitar o stress no sistema músculo-esquelético. Por outro lado, a lógica da utilização de um assento de quatro apoios é a posição sentada, numa tentativa de reduzir a fadiga e o desconforto dos profissionais de medicina dentária ao longo do tratamento dentário.

1.5.4 SUGESTÃO PARA REDUZIR A DOR/DESCONFORTO MÚSCULO-ESQUELÉTICO

(2010), definiram a lombalgia como uma tensão muscular localizada abaixo do rebordo costal e acima das pregas glúteas inferiores, com ou sem ciática (dor nas pernas). A dor lombar pode ser classificada como específica ou inespecífica. A osteoporose, a artrite reumatoide e a hérnia do núcleo pulposo são os sintomas comuns causados por um mecanismo fisiopatológico específico e estes sintomas são normalmente referidos como dor lombar específica. Entretanto, a dor lombar inespecífica é definida como sintomas que não têm uma causa específica clara ou uma origem desconhecida.

Camargo *et al.*, (2009) afirmam que os pacientes com dor no ombro realizaram três tipos de alongamentos específicos para o trapézio superior, ombro posterior e peitoral menor. Os sujeitos realizaram cada alongamento com três repetições de 30 segundos, com um descanso de 30 segundos entre cada repetição. Além disso, para os alongamentos do trapézio superior e do ombro posterior, o sujeito foi colocado na posição sentada, enquanto para os alongamentos do peitoral menor, o sujeito foi instruído para os realizar na posição de pé.

Num estudo realizado por Chen *et al.*, (2012), descobriram a eficácia de um programa de alongamentos (SEP) na dor lombar e na auto-eficiência do exercício entre enfermeiros em Taiwan. Descobriram que o exercício de alongamento poderia diminuir a dor lombar dos sujeitos e a auto-eficiência do exercício do sujeito. Além disso, também verificaram que o programa de intervenção de exercícios de alongamento não só é eficaz a longo prazo, como também é eficaz a curto prazo.

Por outro lado, Chen *et al.*, (2012) também sugeriram que o programa de alongamentos é uma intervenção não farmacológica eficaz e segura para gerir a dor lombar. Este estudo propõe um programa de alongamentos simples que os sujeitos podem aplicar não só no horário de trabalho, mas também em casa. A vantagem deste estudo é que proporciona um ambiente amigável para a auto-eficiência do exercício, bem como pode ser realizado a qualquer momento.

Além disso, tal como referido por Ylinen *et al.*, (2007) na sua investigação, afirmaram que tanto os exercícios de alongamento como a terapia manual diminuiriam significativamente a dor cervical e a incapacidade. Apesar de existirem ligeiras diferenças de eficácia entre estes dois tratamentos, os exercícios de alongamento continuam a ser o tratamento de eleição. Isto porque os alongamentos regulares auto-administrados foram eficazes na eliminação da dor e são simples de realizar e económicos para serem aplicados na prática.

CAPÍTULO 2

MATERIAIS E MÉTODOS

2.1 ÁREA DE ESTUDO

O estudo foi realizado na clínica dentária HUM, Kulliyah of Dentistry, Jalan Sultan Ahmad Shah, Bandar Indera Mahkota, 25200 Kuantan, Pahang, Malásia

2.2 ORIGEM DA POPULAÇÃO

Os participantes visados são funcionários e estudantes de medicina dentária. Os participantes masculinos e femininos incluem dentistas, supervisores clínicos, enfermeiros dentários, assistentes de cirurgia dentária e estudantes de medicina dentária do 3º ao 5º ano.

2.3 CONCEPÇÃO DO ESTUDO

A população total deste estudo era de 350 pessoas e a dimensão da amostra recomendada era de 184. Dos 220 questionários distribuídos, apenas 146 foram respondidos pelos inquiridos. Assim, apenas 146 participantes foram incluídos nesta investigação. Foi realizado um estudo transversal para determinar a prevalência de dores músculo-esqueléticas entre a equipa dentária da clínica dentária de Kulliyyah of Dentistry e pode ser realizado num único momento ou durante um curto período. Foi realizado um inquérito por questionário auto-administrado na clínica dentária do HUM entre março de 2014 e abril de 2014.

2.4 CÁLCULO DA DIMENSÃO DA AMOSTRA

A dimensão da amostra (n) foi calculada utilizando a calculadora de dimensão da amostra em linha Raosoft. Os valores da margem de erro, do nível de confiança, da dimensão da população e da distribuição das respostas são inseridos em cada caixa específica.

Margem de erro= 5%

Nível de confiança= 95%

Dimensão da população= 350

Distribuição das respostas= 50%

Tamanho recomendado da amostra ~ 184

2.5 MÉTODO DE AMOSTRAGEM

Este estudo foi uma investigação transversal que utilizou questionários de inquérito. Foi efectuado com 146 participantes, incluindo pessoal e estudantes de medicina dentária. Estes participantes foram selecionados na Clínica Dentária HUM da

Faculdade de Medicina Dentária de Kulliyyah. Os participantes foram selecionados com base em critérios de inclusão e exclusão.

1. Critérios de inclusão: Dentista, supervisor clínico, enfermeiro dentista, assistente de cirurgia dentária que estejam a trabalhar há mais de um ano em ambiente clínico. Entretanto, no caso dos estudantes de medicina dentária, incluem-se os estudantes a partir do terceiro ano até ao quinto ano. Este estudo é constituído por participantes de ambos os sexos.

2. Critérios de exclusão: O dentista, o supervisor clínico, a enfermeira dentária, o assistente de cirurgia dentária e o estudante de medicina dentária que trabalha há menos de um ano em ambiente clínico não são elegíveis para este estudo. Os profissionais ou estudantes de medicina dentária com perturbações músculo-esqueléticas previamente diagnosticadas foram excluídos deste estudo.

2.6 INSTRUMENTO DE INVESTIGAÇÃO E RECOLHA DE DADOS

Os objectivos deste estudo foram determinar a prevalência e os factores de risco associados à dor músculo-esquelética entre a equipa dentária da clínica dentária HUM. Foi realizado um estudo transversal através de uma amostragem de conveniência das equipas dentárias da clínica dentária HUM, a fim de atingir o objetivo deste estudo.

Os dados e a informação foram recolhidos através de questionários de inquérito auto-administrados. A folha de informação, o formulário de consentimento e os questionários foram preparados em inglês e malaio. As perguntas foram inspiradas em estudos anteriores, com algumas alterações destinadas a melhorar o questionário (Apêndice G). Neste questionário, foram utilizadas perguntas fechadas, tais como perguntas de listagem, perguntas de escala de equivalência e escala de avaliação da dor.

Este estudo utilizou um conjunto de questionários com respostas fechadas, composto por várias secções. A primeira secção consistia em dados de informação demográfica, tais como a idade, o sexo, o estatuto, a raça, a orientação das mãos, a categoria profissional, a duração do emprego, as horas de trabalho por semana, a frequência de exercício físico, a posição de trabalho frequente e a posição sentada frequente durante o tratamento dentário. Nesta secção, foram utilizadas perguntas do tipo listagem.

Na segunda secção, há perguntas sobre os factores de risco que estão presentes durante a realização de tratamentos dentários. As perguntas sobre a carga de trabalho físico diziam respeito a movimentos repetitivos e à flexão do pulso durante a raspagem, o polimento, a obturação, a extração, a moldagem, a colocação de aparelhos ortodônticos fixos, a sucção, a retração e a transferência de instrumentos dentários. Além disso, foram colocadas questões sobre a preensão de pequenos instrumentos, a utilização prolongada de ferramentas manuais vibratórias, estar sentado durante muito tempo, caminhar durante muito tempo, estar de pé durante muito tempo, carga estática nos braços, estática prolongada nos ombros, estática no pescoço, dobrar ou torcer as costas durante o dia de trabalho, utilizar ferramentas ergonómicas, ter iluminação inadequada durante o tratamento dentário, transportar objectos pesados, ter descanso suficiente durante o dia de trabalho e alongamentos. Nesta secção, foi utilizada uma escala de Likert com quatro opções de resposta: "nunca", "raramente", "frequentemente" e "sempre". Na secção seguinte, relativa à dor músculo-esquelética, foi pedido aos participantes que classificassem os locais onde sentiram dor nos últimos 12 meses num diagrama corporal, com base na escala de classificação da dor apresentada no questionário.

A validade de construção e de conteúdo do questionário foi verificada pelos peritos. Entretanto, a validade facial foi efectuada através da realização de um estudo-piloto em fevereiro de 2014. O estudo-piloto foi realizado através da administração do questionário a 30 estudantes de medicina dentária, a fim de avaliar a sua resposta inicial e eficácia antes da distribuição do questionário propriamente dito. Além disso, a fiabilidade do questionário foi medida através do alfa de Cronbach. O valor para este teste foi > 0,9. A autorização para realizar esta investigação foi aprovada pelo HUM Research Ethics Committee (IREC) e pela direção da Kullliyyah of Dentistry. Os resultados do estudo-piloto foram os seguintes: 18 inquiridos referiram dores no pescoço, 17 inquiridos referiram dores nos ombros e 14 inquiridos referiram dores na zona lombar. O questionário propriamente dito foi administrado às equipas dentárias da clínica dentária do IIUM através de autoadministração. O inquérito foi realizado na clínica dentária do IIUM entre março de 2014 e abril de 2014.

Os participantes foram abordados pelo entrevistador e foi-lhes perguntado se gostariam ou não de participar neste estudo. No formulário de consentimento, foram indicados os termos e condições: se o participante tivesse sido diagnosticado anteriormente com uma doença músculo-esquelética, deveria ser excluído deste estudo. No entanto, se nunca tiverem sido diagnosticados com perturbações músculo-esqueléticas e tiverem trabalhado em clínicas dentárias durante um ano ou mais, são elegíveis para participar nesta investigação.

2.7 ANÁLISE ESTATÍSTICA

Os dados obtidos a partir dos questionários foram compilados e analisados utilizando o software Statistical Package for the Social Science (SPSS) versão 21. Foi efectuado o teste de normalidade para verificar a distribuição normal dos dados. Os dados tinham uma distribuição normal (o valor de p era < 0,001). Foram utilizados gráficos de barras e de pizza para mostrar o resumo dos inquiridos, tais como o género, as profissões, a postura sentada, a frequência do tratamento na cadeira dentária e a frequência do exercício físico numa semana. Todos os resultados das perguntas relativas à prevalência da dor músculo-esquelética foram calculados e apresentados em forma de tabela. Foi utilizada a correlação de Pearson para determinar a associação entre os factores de risco presentes no contexto clínico dentário e a pontuação da dor sentida pelos inquiridos. Além disso, foi utilizado o teste t de amostras independentes para determinar a associação entre a pontuação média da dor e o género e a idade. O teste de Levene determinará o tipo de variâncias iguais que serão utilizadas. Se *o valor de p* do teste de Levene for superior a 0,05, assumiu-se uma variância igual, mas se for inferior a 0,05, não se assumiu uma variância igual.

CAPÍTULO 3

RESULTADOS E DISCUSSÃO

3.1 RESULTADO

3.1.1 Perfil do inquirido

Um total de 146 inquiridos da Clínica Dentária HUM participaram neste estudo. A idade média dos participantes foi de 26,90 anos (DP= 6,545), enquanto o índice de massa corporal (IMC) médio foi de 22,79 kg/m^2 (DP= 5,759). Além disso, a duração média de trabalho como operador foi de 4,54±5,219 anos, enquanto a duração média de trabalho como assistente dentário foi de 0,28±1,333 anos. Por outro lado, a duração média como supervisor clínico foi de 1,01±3,763 anos e a duração média como administrativo foi de 0,57±3,742 anos. A maioria dos inquiridos era do sexo feminino, com 110 participantes (75,3%), e do sexo masculino, com 36 participantes (24,7%).

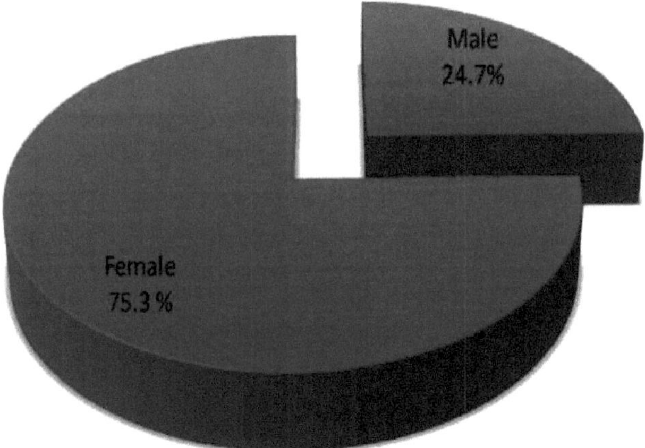

Figura 3.1
Distribuição do género dos participantes (N=146)

Além disso, os estatutos dos inquiridos foram classificados em três grupos, conforme ilustrado na Figura 3.2. 117 participantes (80,1%) eram solteiros, 28 participantes (19,2%) eram casados e 1 participante (0,7%) era divorciado.

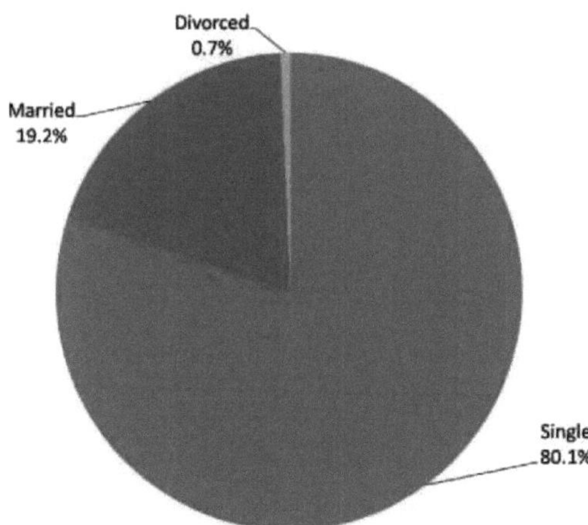

Figura 3.2 Distribuição do estatuto do participante (N=146)

A Figura 3.3 mostra a distribuição da raça dos inquiridos, que era constituída por 130 participantes malaios (89,0%) e 16 de outras raças (11,0%).

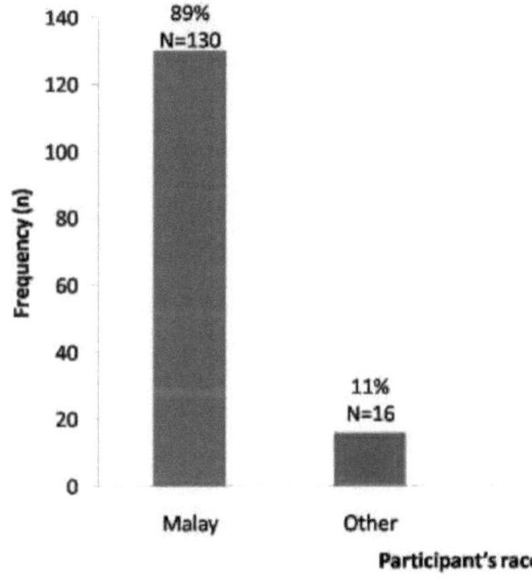

Figura 3.3
Distribuição da raça dos participantes (N=146)

Como se pode ver na Figura 3.4, a categorização da ocupação dos participantes foi dividida em cinco grupos: 28 participantes (19,2%) são dentistas, 12 participantes (8,2%) são assistentes de cirurgia dentária, 36 participantes (24,7%) são estudantes do terceiro ano de medicina dentária e 35 participantes (24,0%) são estudantes do quarto e quinto ano de medicina dentária, respetivamente.

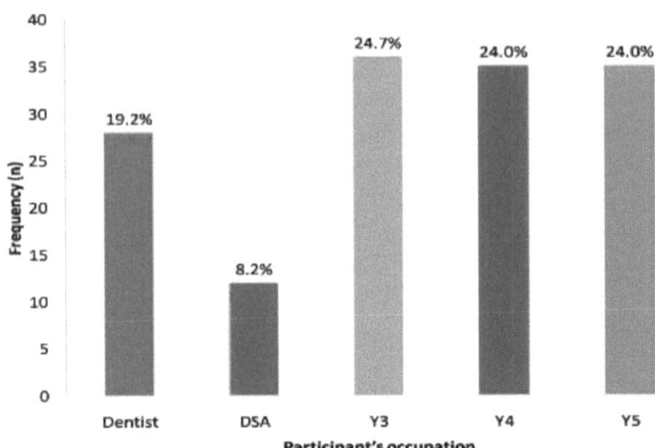

Figura 3.4 Distribuição da atividade profissional dos participantes (N=146)

A Figura 3.5 ilustra a orientação das mãos dos inquiridos quando realizam o tratamento dentário. 121 deles (84,6%) eram destros, 13 (9,1%) eram canhotos e 9 (6,3%) usavam ambas as mãos para efetuar o tratamento dentário.

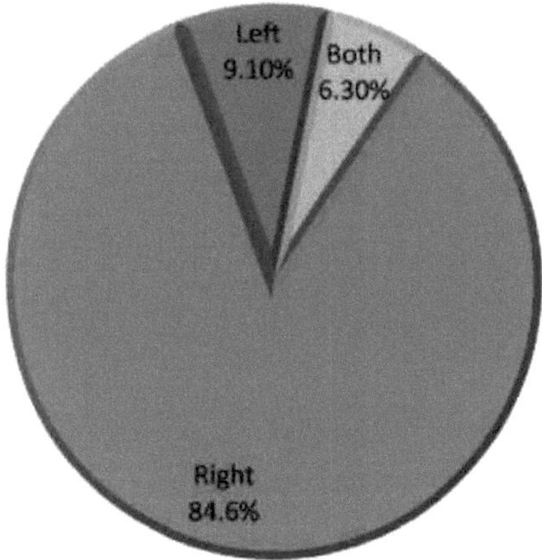

Figura 3.5

Distribuição da orientação das mãos dos participantes (N=146)

Dos 146 inquiridos neste estudo, 2 deles (1,4%) nunca trabalharam na cadeira de dentista, enquanto 13 inquiridos (9,1%) passaram 1-2 dias, seguidos de 58 inquiridos (40,6%) passaram 3-4 dias e 70 inquiridos (49,0%) passaram 5-6 dias a trabalhar na cadeira de dentista (Figura 3.6).

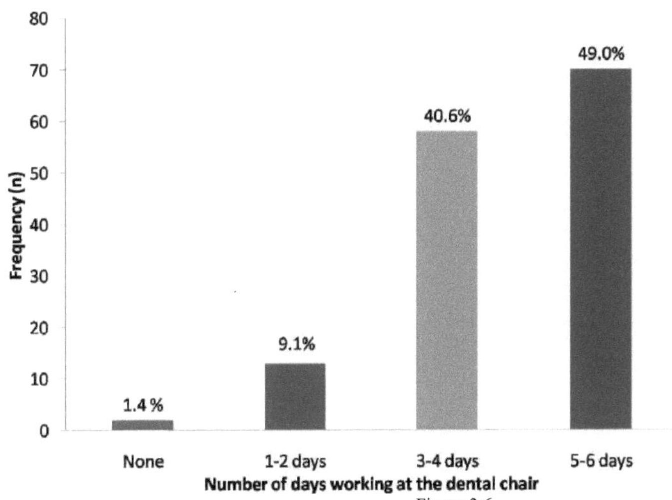

Figura 3.6

Distribuição dos dias de trabalho dos participantes na cadeira de dentista numa semana (N=146)

Tal como representado na Figura 3.7, dos 146 inquiridos, 2 inquiridos (1,4%) nunca trabalharam na cadeira de dentista, seguidos de 53 inquiridos (37,9%) que passaram 1-10 horas, 33 inquiridos (23,6%) que passaram 11-20 horas, 49 inquiridos (35,0%) que passaram 21-30 e 3 inquiridos (2,1%) que passaram mais de 30 horas por semana na cadeira de dentista.

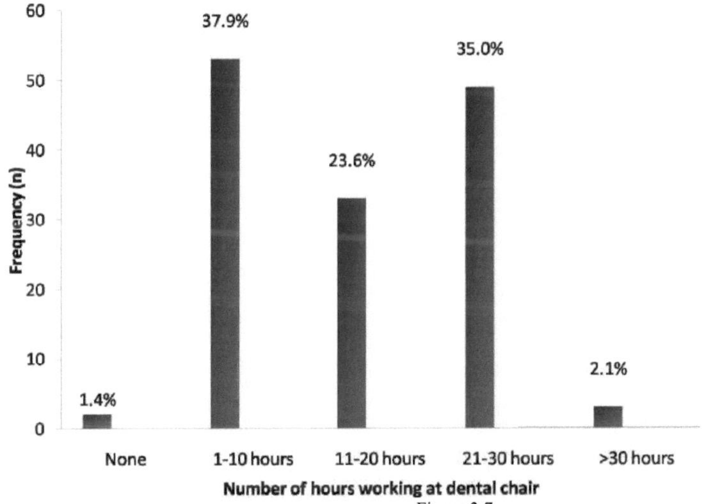

Figura 3.7

Distribuição das horas de trabalho dos participantes no consultório dentário numa semana (N=146)

A maioria dos inquiridos estava em posição reta quando realizava o tratamento dentário, o que incluía 106 inquiridos (73,1%), seguido de 37 inquiridos (25,5%) que estavam em posição curvada e 2 inquiridos (1,4%) que não realizavam o processo de tratamento dentário (Figura 3.8).

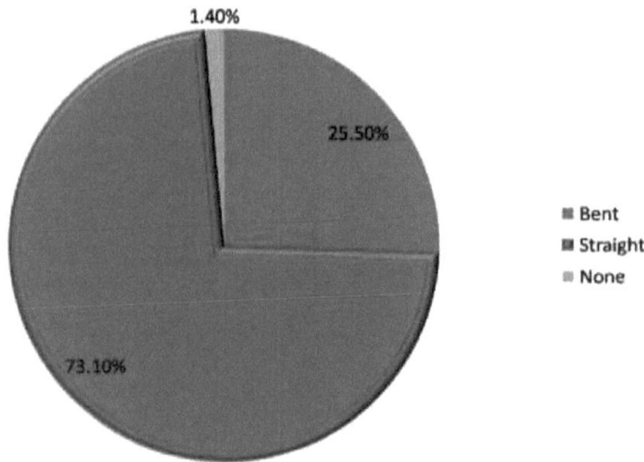

Figura 3.8
Distribuição da posição sentada dos participantes durante o tratamento dentário (N=146)

Tal como ilustrado na Figura 3.9, 34 participantes (23,4%) nunca fizeram exercício, seguidos de 42 participantes (29,0%) que passaram menos de 30 minutos a fazer exercício, 46 participantes (31,7%) que passaram 30-60 minutos a fazer exercício, enquanto 15 participantes (10,3%) passaram 1-3 horas a fazer exercício e 8 participantes (5,5%) passaram mais de 3 horas a fazer exercício numa semana.

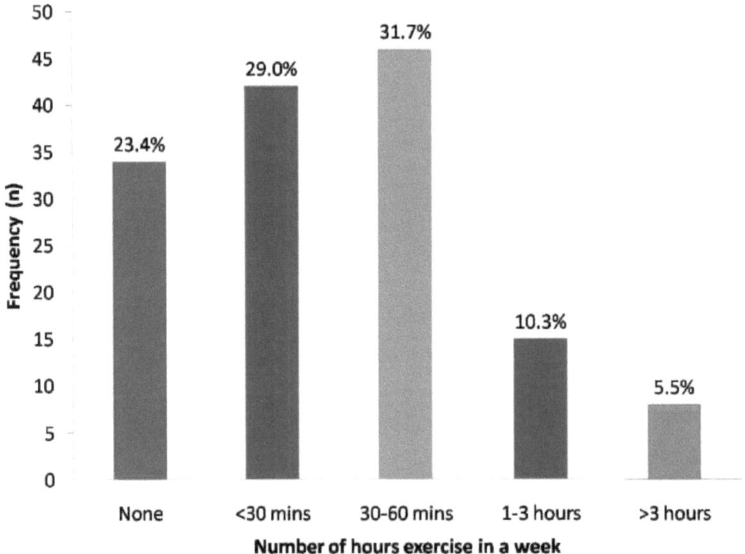

Figura 3.9
Distribuição do número de horas de exercício dos participantes numa semana (N=146)

Dos 146 participantes, 34 deles (24,6%) nunca fizeram exercício, 79 participantes (57,2%) passaram 1-2 dias a fazer exercício, 14 participantes (10,1%) passaram 3-4 dias a fazer exercício, 8 participantes (5,8%) passaram 5-6 dias a fazer exercício, enquanto 3 participantes (2,2%) passaram 7 dias por semana a fazer exercício (Figura 3.10).

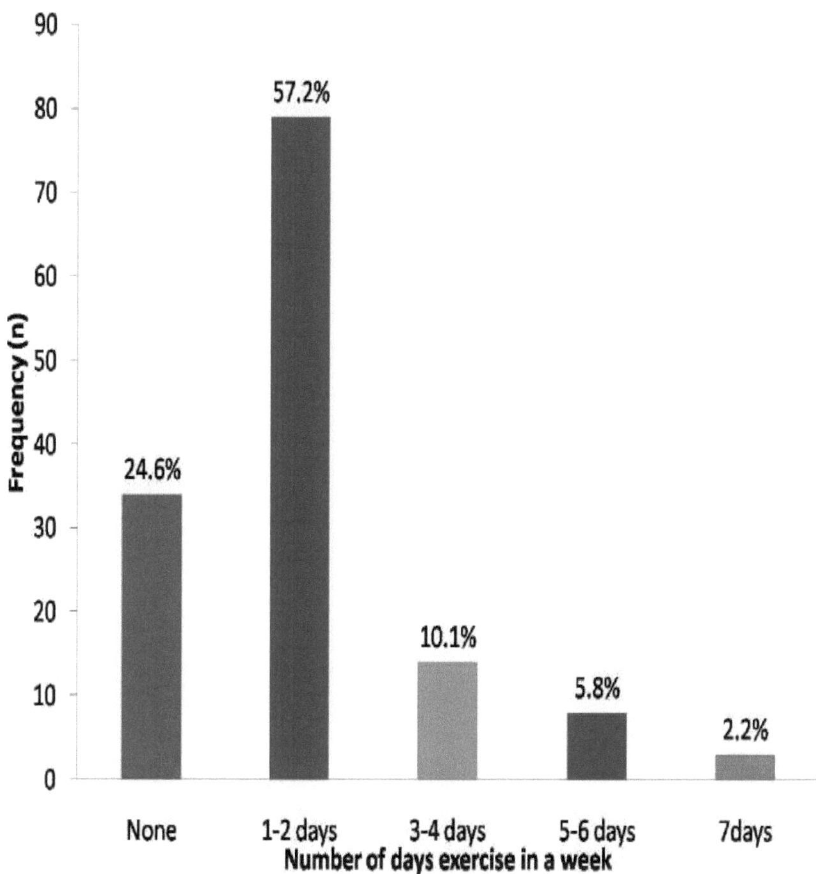

Figura 3.10

Distribuição do número de dias de exercício dos participantes numa semana (N=146)

3.1.2Natureza das actividades realizadas pelo participante numa clínica dentária

Como se pode ver na Tabela 3.1, os movimentos repetitivos e a flexão do pulso foram classificados em nove grupos de procedimentos dentários: raspagem, polimento, obturação, extração, moldagem, colocação de aparelho ortodôntico fixo, sucção, retração e transferência de instrumentos dentários. A maioria dos inquiridos realizava frequentemente raspagem (n=87, 59,6%), polimento (n=73, 50,0%), obturação (n=81, 55,5%) e, em seguida, extração (n= 67, 46,2%). Por outro lado, a maioria dos inquiridos raramente realizava moldagem (n= 68, 46,9%), sucção (n= 51, 34,9%), seguida de retração (n= 53, 36,6%) e transferência de instrumentos dentários, o que é representado por 46 inquiridos (31,9%). No entanto, no procedimento de colocação de aparelho ortodôntico fixo, metade dos inquiridos nunca realiza este procedimento específico (n=103, 71,0%)

Table 3.1

Movimentos repetitivos e flexão do pulso em diferentes exposições dentárias (N=146)

Activity	N (%)			
	Never	Seldom	Often	Always
Repetitive movements and wrist bending in :				
Scalling	9 (6.2)	25 (17.1)	87(59.6)	25(17.1)
Polishing	10 (6.8)	45 (30.8)	73 (50.0)	18 (12.3)
Filling	7 (4.8)	22 (15.1)	81 (55.5)	36 (24.7)
Extraction	8 (5.5)	43 (29.7)	67 (46.2)	27 (18.6)
Impression	16 (11.0)	68 (46.9)	54 (37.2)	7 (4.8)
Placement of fixed orthodontic appliance	103 (71.0)	31 (21.4)	11 (7.6)	0 (0)
Suction	16 (11.0)	51 (34.9)	47 (32.2)	32 (21.9)
Retraction	15 (10.3)	53 (36.6)	50 (34.5)	27 (18.6)
Transfer dental instrument	20 (13.9)	46 (31.9)	44 (30.6)	34 (23.6)

Além disso, a exposição a instrumentos manuais na clínica dentária foi categorizada em duas situações: agarrar pequenos instrumentos e utilizar instrumentos manuais vibratórios durante um período prolongado (Tabela 3.2). A maioria dos inquiridos agarrava frequentemente pequenos instrumentos (n= 58, 39,7%) e utilizava instrumentos manuais vibratórios durante períodos de tempo prolongados durante o tratamento dentário (n= 78, 53,4%).

Table 3.2

Exposição a instrumentos manuais na clínica dentária (N=146)

Activity	N (%)			
	Never	Seldom	Often	Always
Grasping small instruments for prolonged periods	6 (4.1)	47 (32.2)	58 (39.7)	35 (24.0)
Prolonged use of vibrating hand tools	9 (6.2)	30 (20.5)	78(53.4)	29 (19.9)

Na Tabela 3.3, sentar, andar e ficar de pé durante muito tempo foram classificados como actividades físicas realizadas na clínica dentária. A maioria dos participantes realizava frequentemente estas actividades durante um longo período de tempo, o que constituía 77 participantes (52,7%), 71 participantes (49,0%) e 65 participantes (44,8%), respetivamente.

Table 3.3

Actividades físicas na clínica dentária (N=146)

Activity	N (%)			
	Never	Seldom	Often	Always
Sitting for long duration	6 (4.1)	20 (13.7)	77 (52.7)	43 (29.5)
Walking for long duration	6 (4.1)	51 (35.2)	71 (49.0)	17 (11.7)
Standing for long duration	3 (2.1)	55 (37.9)	65 (44.8)	22 (15.2)

A postura incorrecta durante a realização do tratamento dentário foi categorizada em quatro condições: braço estático, ombro estático, posição estática do pescoço e dobrar ou torcer as costas durante um longo período de tempo (Tabela 3.4). A maioria dos participantes experimentou frequentemente carga estática nos braços, ombro estático, seguida da posição estática do pescoço e da flexão ou torção das costas durante o dia de trabalho, representadas por 60 participantes (41,4%), 78 participantes (53,8%), 76 participantes (52,1%) e 63 participantes (43,4%), respetivamente.

Table 3.4

Postura incómoda na clínica dentária (N=146)

Activity	N (%)			
	Never	Seldom	Often	Always
Static load on arms	8 (5.5)	59 (40.7)	60 (41.4)	18 (12.4)
Prolonged static shoulder position	8 (5.5)	39 (26.9)	78 (53.8)	20 (13.8)
Static neck position for long periods of time	6 (4.1)	37 (25.3)	76 (52.1)	27 (18.5)
Continuously bending or twisting the back during workday	7 (4.8)	58 (40.0)	63 (43.4)	17 (11.7)

Como se pode ver na Tabela 3.5, a aplicação da ergonomia foi organizada em cinco condições: utilização de ferramentas ergonómicas, iluminação inadequada durante o tratamento dentário, transporte ou levantamento de objectos pesados, pausas ou descanso suficientes e alongamentos durante o dia de trabalho. A maioria dos participantes (n= 65, 46,4%) utilizava frequentemente instrumentos ergonómicos na clínica dentária. No entanto, metade dos participantes raramente utiliza iluminação inadequada durante o tratamento dentário, carrega ou levanta objectos pesados, faz pausas ou descansa o suficiente e faz alongamentos durante o dia de trabalho, o que é representado por 90 participantes (62,1%), 115 participantes (78,8%), seguidos por 91 participantes (62,3%) e 87 participantes (60,4%), respetivamente.

Table 3.5

Aplicação da ergonomia na clínica dentária (N=146)

Activity	N (%)			
	Never	Seldom	Often	Always
Use ergonomic tools	14 (10.0)	53 (37.9)	65 (46.4)	8 (5.7)
Having inadequate lighting during dental treatment	24 (16.6)	90 (62.1)	27 (18.6)	4 (2.8)
Carrying or lifting heavy things	12 (8.2)	115 (78.8)	16 (11.0)	3 (2.1)
Having enough break/rest during workday	24 (16.4)	91 (62.3)	27 (18.5)	4 (2.7)
Stretching during workday	15 (10.4)	87 (60.4)	36 (25.0)	6 (4.2)

3.5.3 Prevalência do local da dor músculo-esquelética

Com base na Tabela 3.6 e na Figura 3.11, as dores no pescoço, nas costas, nos ombros e na zona lombar foram os locais de dor mais prevalentes na região superior do corpo. 79,5% dos inquiridos (n=116) tiveram dores no pescoço nos últimos 12 meses, enquanto os restantes não tiveram dores nas costas e no pescoço nesse período (n=30, 20,5%).

Além disso, 109 (74,7%) dos participantes tinham tido dores nas costas e nos ombros e apenas 37 inquiridos (25,3%) não tinham tido dores neste local específico. Além disso, 105 participantes (71,9%) tinham tido dores na zona lombar, enquanto 41 inquiridos (28,1%) não referiram qualquer dor neste local.

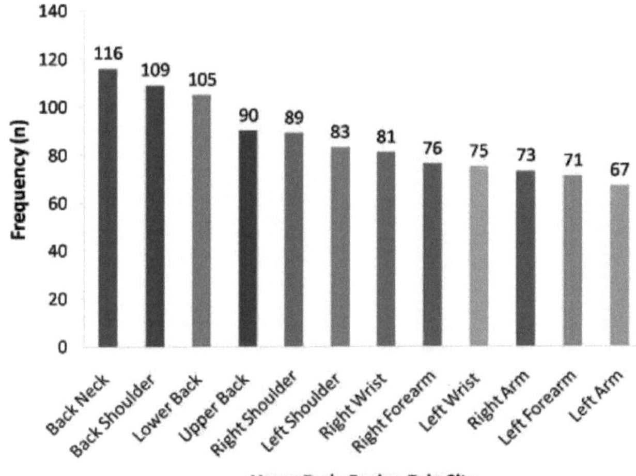

Figura 3.11 Prevalência de dor músculo-esquelética na região superior do corpo

Como se pode ver na Tabela 3.6 e na Figura 3.12, o pé direito, o pé esquerdo e a coxa esquerda foram os locais mais comuns de dor na região inferior do corpo. Tanto a dor no pé direito como no pé esquerdo foram representadas por 77 inquiridos (52,7%), respetivamente. Entretanto, 72 participantes (49,3%) sentiram dores na coxa esquerda.

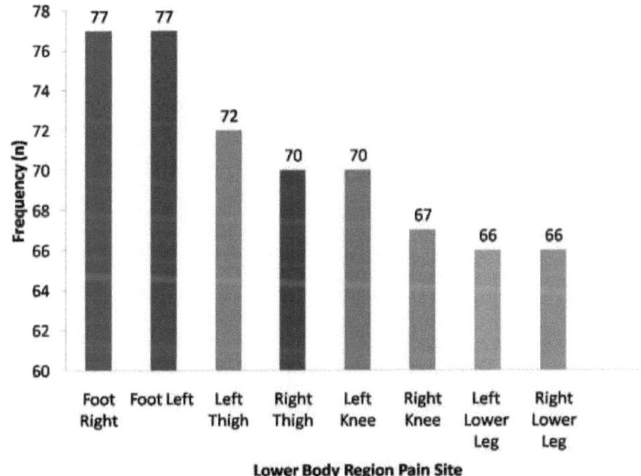

Figura 3.12
Prevalência de dor músculo-esquelética na região inferior do corpo

Quadro 3.6

Prevalência do local da dor músculo-esquelética

Site of pain	N (%)	
	Pain absent	Pain present
Neck	30 (20.5)	116 (79.5)
Back Shoulder	37(25.3)	109 (74.7)
Upper Back	56 (38.4)	90 (61.6)
Lower Back	41 (28.1)	105 (71.9)
Left Shoulder	63 (43.2)	83 (56.8)
Right Shoulder	57 (39.0)	89 (61.0)
Right Arm	73 (50.0)	73 (50.0)
Left Arm	79 (54.1)	67 (45.9)
Right Forearm	70 (47.9)	76 (52.1)
Left Forearm	75 (51.4)	71 (48.6)
Right Wrist	65 (44.5)	81 (55.5)
Left Wrist	70 (48.3)	75 (51.7)
Right Thigh	76 (52.1)	70 (47.9)
Left Thigh	74 (50.7)	72 (49.3)
Right Knee	78 (53.8)	67 (46.2)
Left Knee	75(51.7)	70(48.3)
Right Lower Leg	80 (54.8)	66 (45.2)
Left Lower Leg	80 (54.8)	66 (45.2)
Foot Right	69 (47.3)	77 (52.7)
Foot Left	69 (47.3)	77 (52.7)

3.5.4 Associação entre factores de risco e locais de dor na região superior do corpo

Como se pode ver na Tabela 3.7, existe uma correlação positiva e estatisticamente significativa entre os movimentos repetitivos e a flexão do punho com os locais de dor na região superior do corpo (r = 0,320, *p* = <0,001) (Figura 3.13). No entanto, a exposição a instrumentos manuais com o local da dor na região superior do corpo não apresenta uma correlação significativa (r = 0,111, *p* = 0,184) (Figura 3.14). Além disso, existe uma correlação pouco significativa entre as actividades físicas e os locais de dor na região superior do corpo (r = 0,170, £>=0,042) (Figura 3.15). Por outro lado, as posturas incómodas e os locais de dor na região superior do corpo não apresentam uma correlação significativa *(r* = 0,059, £>=0,484) (Figura 3.16). A aplicação da ergonomia apresenta uma correlação significativa razoável com os locais de dor na região superior do corpo (r = 0,216, £>=0,011) (Figura 3.17).

Quadro 3.7

Correlação entre os factores de risco e o local da dor na região superior do corpo

Variable	*r*-value	*p*-value*
Repetitive movements and wrist bending	+0.320	<0.001
Exposures to hand instruments	+0.111	0.184
Physical activities	+0.170	0.042
Awkward postures	+0.059	0.484
Applications of ergonomic	+0.216	0.011

*Correlação de Pearson

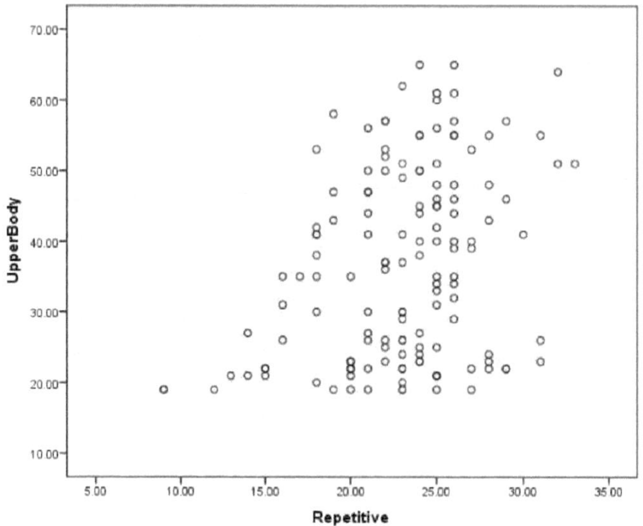

Figura 3.13

Correlação entre movimentos repetitivos e flexão do punho com o local da dor na região superior do corpo

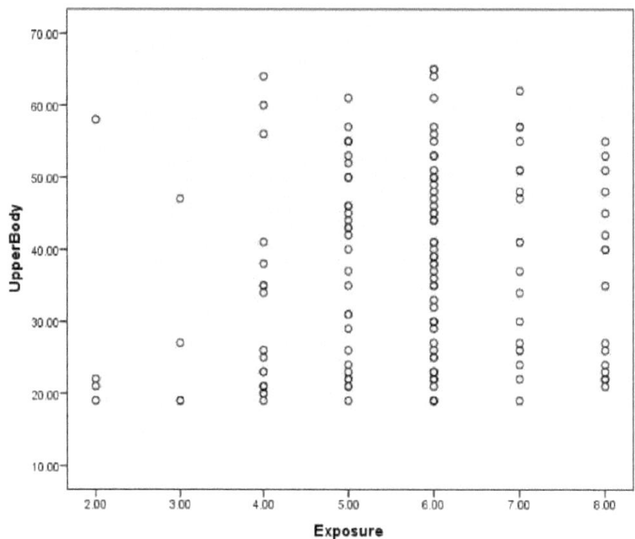

Figura 3.14

Correlação entre a exposição a instrumentos manuais e o local da dor na região superior do corpo

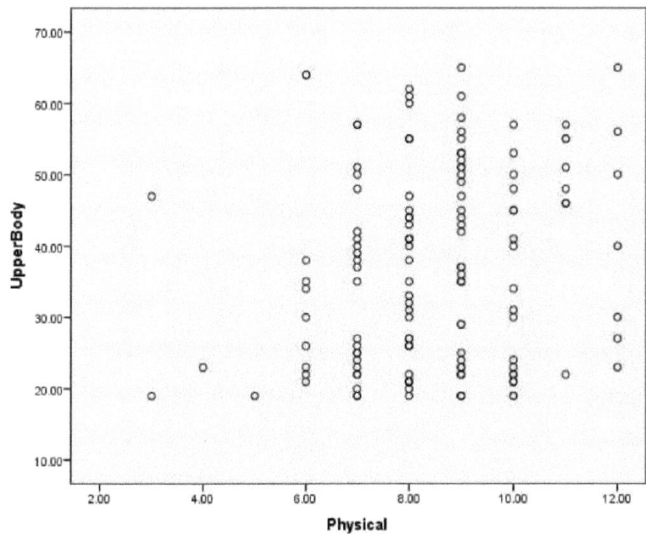

Figura 3.15
Correlação entre as actividades físicas e o local da dor na região superior do corpo

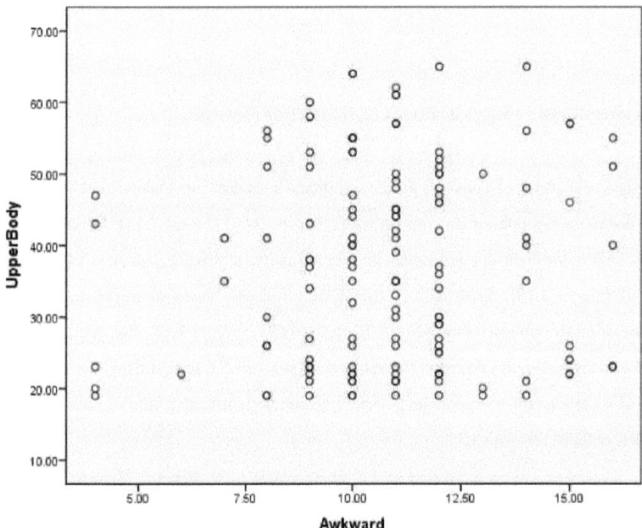

Figura 3.16
Correlação entre posturas incómodas e o local da dor na região superior do corpo

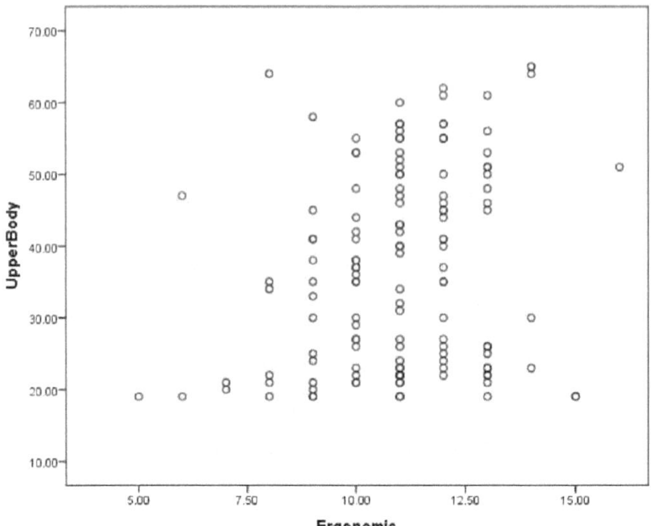

Figura 3.17 Correlação entre as aplicações da ergonomia e o local da dor na região superior do corpo

3.1.5Associação entre factores de risco e locais de dor na região inferior do corpo

Como se pode ver na Tabela 3.8, existe uma correlação positiva justa e significativa entre os movimentos repetitivos e a flexão do punho com os locais de dor na região inferior do corpo (r = 0,278, *p* = 0,001) (Figura 3.18). No entanto, a exposição a instrumentos manuais com o local da dor na região inferior do corpo não representa uma correlação significativa (r = 0,077, p = 0,357) (Figura 3.19). Além disso, existe uma correlação pouco significativa entre as actividades físicas e os locais de dor na região inferior do corpo (r = 0,221,£>=0,008) (Figura 3.20). Por outro lado, as posturas incómodas e os locais de dor na região inferior do corpo não apresentam uma correlação significativa *(r* = 0,024, £>=0,781) (Figura 3.21). A aplicação da ergonomia apresenta uma correlação pouco significativa com os locais de dor na região inferior do corpo (r = 0,197, p=0,021) (Figura 3.22).

Quadro 3.8

Correlação entre os factores de risco e o local da dor na região inferior do corpo

Variable	r-value	p-value*
Repetitive movements and wrist bending	+0.278	0.001
Exposures to hand instruments	+0.077	0.357
Physical activities	+0.221	0.008
Awkward postures	+0.024	0.781
Applications of ergonomic	+0.197	0.021

*Correlação de Pearson

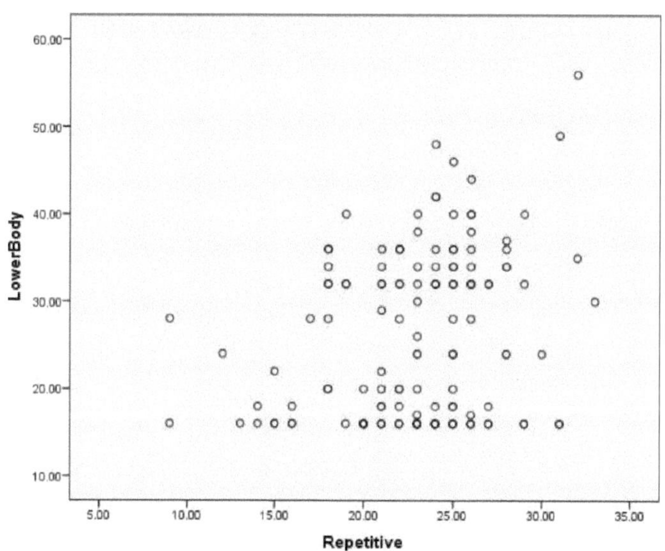

Figura 3.18

Correlação entre movimentos repetitivos e flexão do punho com o local da dor na região inferior do corpo

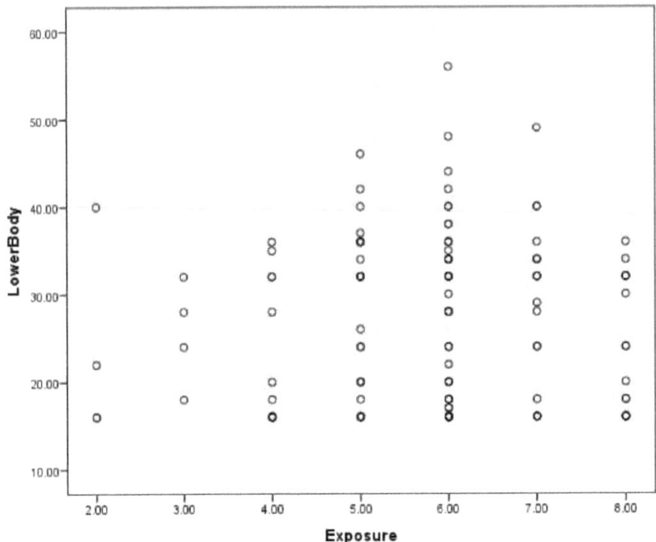

Figura 3.19

Correlação entre a exposição a instrumentos manuais e o local da dor na região inferior do corpo

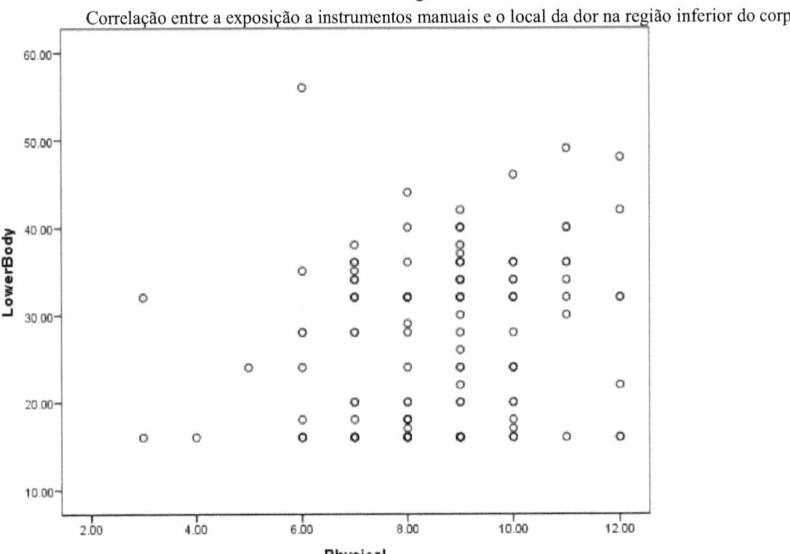

Figura 3.20

Correlação entre as actividades físicas e o local da dor na região inferior do corpo

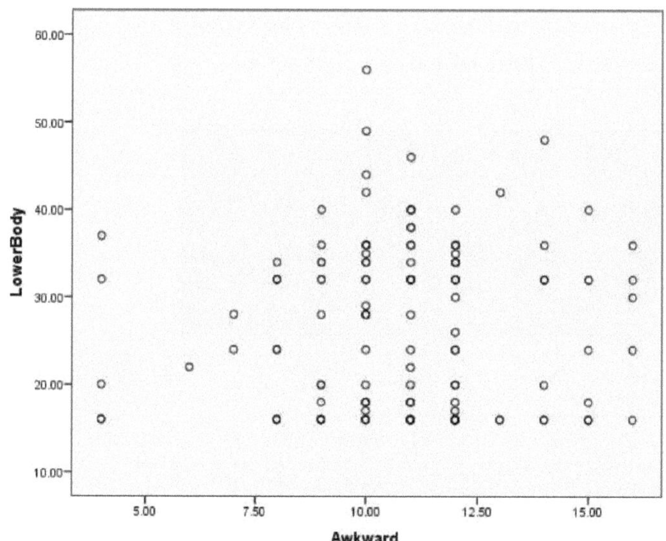

Figura 3.21
Correlação entre posturas incómodas e o local da dor na região inferior do corpo

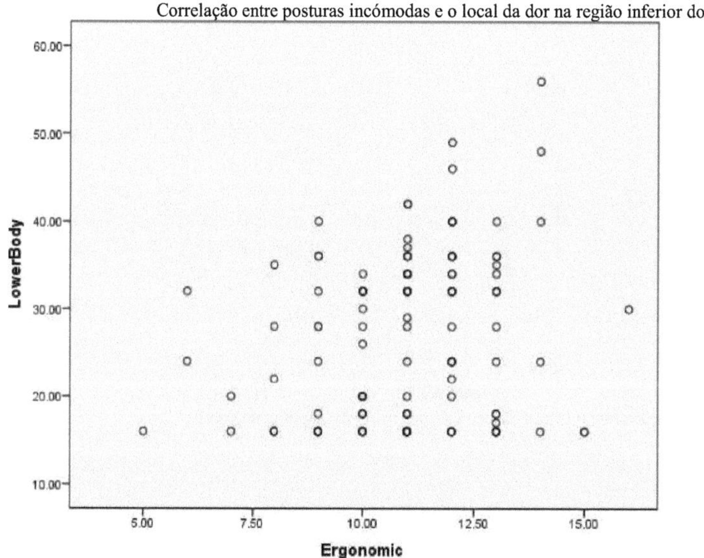

Figura 3.22
Correlação entre as aplicações da ergonomia e o local da dor na região inferior do corpo

1.1.6 Associação entre o índice de massa corporal (IMC) e os locais de dor nas regiões superior e inferior do corpo

Conforme ilustrado na Tabela 3.9, não existe correlação entre o IMC e os locais de dor nas regiões superior e inferior do corpo (r = 0,014, 0,044,/? = 0,867, 0,609)

Table 3.9

Correlação entre o IMC e o local da dor na região do corpo

Variable	r-value	p-value*
BMI with upper body region pain site	+0.014	0.867
BMI with lower body region pain site	+0.044	0.609

*Correlação de Pearson

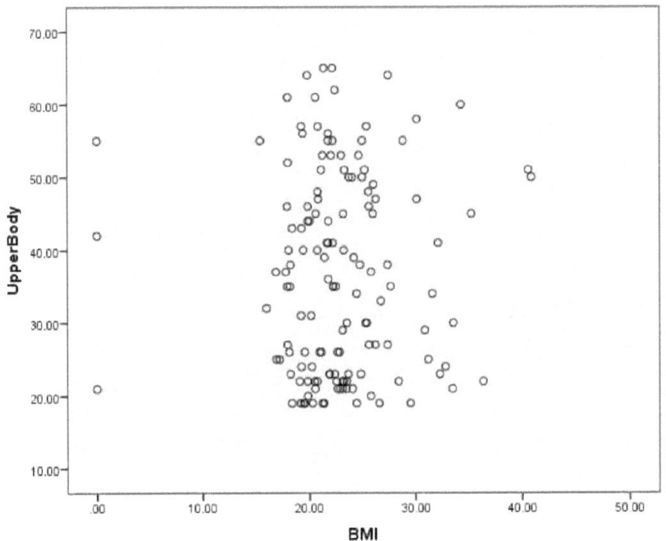

Figura 3.23
Correlação entre o IMC e os locais de dor na região superior do corpo

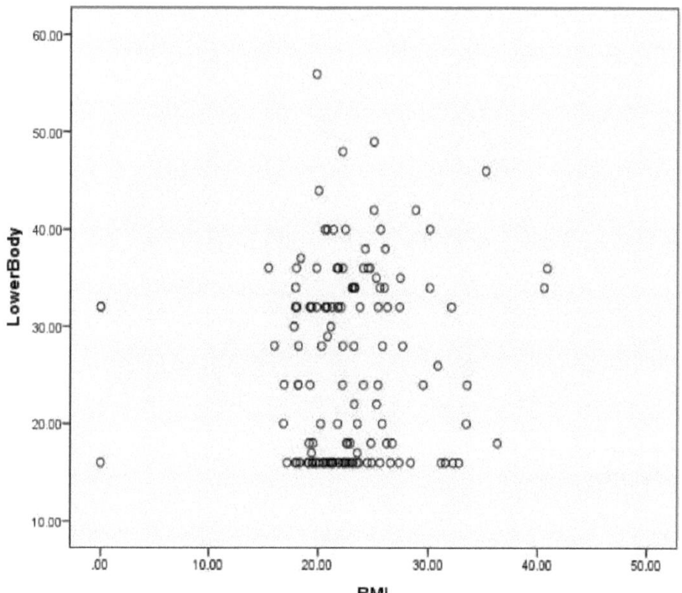

Figura 3.24 Correlação entre o IMC e os locais de dor na região inferior do corpo

3.1.7Associação entre o género e a idade com os locais de dor nas regiões superiores e inferiores do corpo

O resumo da associação entre o género e a idade com os locais de dor nas regiões do corpo é apresentado na Tabela 3.10. A associação entre o género e ambas as regiões do corpo revelou uma diferença estatisticamente significativa nos locais de dor nas regiões do corpo entre os participantes do sexo masculino e feminino *(t* = -1,990, -2,177, *p* = 0,049, 0,031). Da mesma forma, a associação entre idade e ambas as regiões do corpo mostrou uma diferença significativa em termos de locais de dor nas regiões do corpo entre os participantes com idade inferior ou igual a 30 anos e com mais de 30 anos *(t* = -3,259, *-2,276, p* = 0,001, 0,024).

Table 3.10

Associação entre o género e a idade com os locais de dor nas regiões do corpo

Variables	n	Upper body region pain sites Mean (sd)	Lower body region pain sites Mean (sd)	Mean Difference (95% CI)	*t*-statistic (df)	*p*-value*

Gender						
Male	36	33.02 (12.894)	23.31 (8.119)	-5.15 (-10.278, - 0.333)**	-1.990 (143)**	0.049**
Female	10 9	38.18 (13.665)	27.25 (9.668)	-3.94 (-7.522, - 0.362)***	-2.177 (143)***	0.031***
Age						
≤30	26	29.26 (11.347)	22.53 (8.329)	-9.30 (-14.944, - 3.660) **	-3.259 (143) **	0.001**
>30	11 9	38.57 (13.542)	27.12 (9.503)	-4.58 (-8.574, - 8.331) ***	-2.276 (143) ***	0.024***

* Teste t independente

* * Valor para a região superior do corpo

* **Valor para a região inferior do corpo

3.2 DISCUSSÃO

As perturbações músculo-esqueléticas tornaram-se progressivamente mais comuns na comunidade dentária a nível mundial, incluindo na Malásia, onde a prevalência de dores no pescoço e na região lombar é de 82 % e 64 % (Khan e Chew, 2013). Pensa-se que a ocorrência de perturbações músculo-esqueléticas se deve à natureza do trabalho na clínica dentária, que exige que os profissionais se sentem numa postura estática ou incómoda, utilizem ferramentas vibratórias, agarrem pequenos instrumentos, bem como movimentos repetitivos e flexão do pulso durante a realização de tratamentos dentários na clínica dentária. Por conseguinte, este estudo visa estudar a associação entre os factores de risco e a dor músculo-esquelética sentida pelos inquiridos.

Neste estudo, a média do índice de massa corporal (IMC) estava na categoria normal. O índice de massa corporal não foi associado ao local da dor nas regiões superior e inferior do corpo neste estudo. Isto parece ser fiável em relação a um estudo anterior realizado por Razan

etal., (2011). Além disso, um estudo de Heuche/a/., (2010) afirmou que um índice de massa corporal elevado estava significativamente associado a um aumento da prevalência de dor lombar. Tendo em conta que a maioria dos inquiridos se encontrava na categoria normal de IMC, não existe associação entre o IMC e os locais de dor na região do corpo.

O género pode ser considerado como um potencial fator de risco para o desenvolvimento de doenças músculo-esqueléticas. Nesta investigação, existe uma associação significativa entre o género e os locais de dor nas regiões superiores e inferiores do corpo. Este facto pode ser corroborado por um estudo realizado por Dajpratham *et al.* (2010), que referiu que a distribuição da dor cervicobraquial era mais elevada nas mulheres do que nos homens inquiridos. Além disso, Khan e Chew (2013) afirmaram que "os estudantes de medicina dentária do sexo feminino apresentaram uma maior prevalência de sintomas de perturbações músculo-esqueléticas no trabalho do que os do sexo masculino". No entanto, uma vez que as proporções de estudantes do sexo masculino são pequenas neste estudo, não foi adequado determinar as diferenças nas taxas de prevalência da dor músculo-esquelética por género. Isto porque, segundo Smith e Leggat (2007), sugeriram que o género poderia ser uma variável de confusão e não um risco real.

Além disso, para além do sexo, a idade também pode ser considerada como um possível fator no desenvolvimento de sintomas de perturbações músculo-esqueléticas. No presente estudo, existe uma associação significativa entre a idade e a região superior e inferior do corpo. De acordo com um estudo realizado por Rabiei *et al.*, (2012), a idade como fator de risco foi associada de forma estatisticamente significativa à ocorrência de dor no pescoço, dor no ombro e dor lombar entre os dentistas. (2004), o resultado do estudo mostrou uma associação significativa entre a dor no pescoço e a prevalência de queixas músculo-esqueléticas entre os dentistas.

Neste estudo, a tendência da ocupação dos participantes é relativamente semelhante entre os estudantes, mas os participantes entre os dentistas e os assistentes de cirurgia dentária são bastante inferiores aos outros. A recusa, a limitação de tempo e a licença são as principais razões para a não participação dos inquiridos.

A mão mais dominante entre os inquiridos neste estudo era a mão direita, o que corrobora a prevalência de dor no pulso direito, que é mais elevada em comparação com a prevalência de dor no pulso esquerdo. Este facto pode ser explicado por Pradeep (2008), que afirmou que a mão não dominante era utilizada como apoio e assistência durante o processo de tratamento dentário, por exemplo, para segurar o espelho dentário. Além disso, esperava-se que os problemas da mão, como a dor e a síndrome do túnel cárpico, estivessem associados ao tratamento dentário numa clínica dentária. (Puriene *et al.,* (2008). Sem surpresa, um estudo realizado por Madaan & Chaudhari (2012) relatou que 88,0% dos estudantes de medicina dentária sentiam dor quando realizavam procedimentos de periodontia. Isto deve-se ao facto de o procedimento de scalling necessitar de uma elevada frequência de movimentos repetitivos e de flexão do pulso. Por conseguinte, a orientação dominante da mão experimentará um esforço mais vigoroso, tal como movimentos repetitivos e flexão do pulso durante o tratamento dentário, em comparação com a orientação não dominante da mão, o que conduz indiretamente a uma maior prevalência de dor no pulso.

A tendência de dias de trabalho na cadeira de dentista numa semana estava a aumentar e a maioria dos participantes passava aproximadamente dez horas por semana, no máximo, a trabalhar na cadeira de dentista. De acordo com a investigação efectuada por Khan & Chew (2013), estes revelaram uma correlação estatisticamente significativa entre o número de horas de trabalho na clínica e o desconforto nas mãos e nos dedos dos estudantes de medicina dentária. Neste estudo, a dor no pescoço foi o local de dor mais prevalente em comparação com outros locais de dor, pelo que os participantes que passam aproximadamente dez horas por semana a efetuar tratamentos dentários contribuíram de certa forma para um grande número de dores no pescoço. Por outro lado, um estudo efectuado na Grécia também afirmou que existe uma correlação significativa entre trabalhar muitas horas e a prevalência de dor no ombro (Alexopoulo *et al.,* 2004). Além disso, a realização de tratamentos dentários durante o horário normal de trabalho parece ser estatisticamente significativa para a ocorrência de dores na parte inferior da perna (Dajpratham *et al.,* 2010).

A posição sentada durante o tratamento dentário pode ter um impacto enorme na equipa dentária. Isto deve-se

ao facto de, devido à longa duração das horas de trabalho e à má postura da posição sentada, poderem ocorrer dores como as do pescoço, dos ombros e da região lombar. No presente estudo, há uma pequena proporção de inquiridos que têm má postura durante a execução do tratamento dentário. No entanto, ainda assim, contribuiu para a ocorrência de dores nas costas e no pescoço entre os inquiridos. Este facto pode ser corroborado por um estudo realizado por Abduljabbar (2008), que revelou que mais de metade dos dentistas da Arábia Saudita tinha dores lombares devido a uma má postura na posição sentada, ou seja, toda a parte de trás do corpo estava curvada durante a sessão. Os dentistas devem evitar trabalhar numa posição curvada, porque não é ergonómica e porque é necessário manter a forma normal em "s" da medula espinal, o que, indiretamente, reduzirá a tensão no disco intervertebral. Para além disso, uma postura direita evitará o desenvolvimento de dores no dentista.
(Harshid *et al.*, 2012).

A tendência para a regularidade do exercício físico numa semana foi decrescente e a maioria dos inquiridos neste estudo dedicava cerca de dois dias por semana ao exercício físico. Nesta investigação, não foi encontrada qualquer associação entre a regularidade do exercício e a ocorrência de dor em qualquer local de dor. De acordo com uma investigação efectuada por Sankar *et al.* (2012), não foi encontrada qualquer correlação entre a prática regular de exercício físico e as perturbações músculo-esqueléticas relacionadas com o trabalho entre os ortodontistas indianos. Para além disso, a regularidade do exercício também não foi considerada significativa para a ocorrência de dor na perna e cervicobraquial entre o pessoal dentário (Dajpratham *et al.*, 2010). No entanto, sugere-se que os dentistas efectuem exercício regular, em particular exercícios de relaxamento, durante a sua prática. (Patel *et al.*, 2012)

Os movimentos repetitivos e a flexão do pulso na execução de diferentes tipos de exposição dentária podem ter um impacto diferente no pessoal dentário. No presente estudo, a maioria dos inquiridos efectuou movimentos repetitivos e flexão do pulso em procedimentos dentários, especialmente raspagem, polimento e obturação. Este facto contribuiu para a elevada prevalência de dores nos pulsos direito e esquerdo. Além disso, existe uma correlação significativa entre os movimentos repetitivos e a flexão do pulso com os locais de dor nas regiões superior e inferior do corpo. Isto pode ser explicado pelo facto de o nervo mediano ficar comprimido no túnel cárpico e induzir a ocorrência da síndrome do túnel cárpico (STC). Além disso, a força e o movimento repetitivos do pulso provocam inflamação e inchaço dos tendões no interior do túnel cárpico e a flexão e hiperextensão repetidas do pulso também podem provocar o inchaço do tendão. Este facto pode ser corroborado por um estudo realizado por Madaan & Chaudhari (2012), que referiu que o campo da periodontia, que consistia no procedimento de raspagem e polimento, era a atividade clínica que mais produzia dor entre os estudantes de medicina dentária.

Agarrar pequenos instrumentos e ferramentas manuais vibratórias, como peças de mão de baixa velocidade e scalers ultra-sónicos, durante um período de tempo prolongado são os factores de risco que podem iniciar a STC. Isto porque agarrar ou beliscar um objeto durante longos períodos pode reduzir o fluxo sanguíneo e provocar a inflamação dos tendões, também conhecida por tendinite. A maioria dos participantes neste estudo sentiu dores tanto no pulso direito como no esquerdo. Tal pode dever-se à elevada frequência com que agarram pequenos instrumentos e utilizam ferramentas vibratórias durante um período prolongado. No entanto, neste estudo, não foi encontrada uma correlação significativa entre a preensão de pequenos instrumentos e a utilização de ferramentas manuais vibratórias com o local da dor na região superior e inferior do corpo. No entanto, de acordo com Khan & Chew (2013), estes destacaram que o desconforto nas mãos e nos dedos estava significativamente correlacionado com o número de horas de utilização de instrumentos vibratórios. Para além disso, existe uma correlação estatisticamente significativa entre a exposição a instrumentos vibratórios e a dor no ombro entre os dentistas (Alexopoulo *et al.*, 2004).

As actividades físicas como estar sentado, andar e estar de pé durante muito tempo na clínica dentária podem causar dores músculo-esqueléticas. No presente estudo, existe uma correlação significativa entre estas actividades físicas e a prevalência de dor na região superior do corpo e na região inferior do corpo. Este facto pode ser corroborado por um estudo realizado por Rabiei *et al.*, 2012, que referiu que o facto de se estar de pé e sentado durante a realização de tratamentos dentários estava significativamente correlacionado com dores no pescoço, nos ombros e na região lombar. Mais uma vez, este facto é contrariado por um estudo realizado por Aarabi *et al.* (2004), que concluiu que não havia uma correlação significativa entre a dor músculo-esquelética e o facto de se estar sentado ou de pé durante o trabalho.

A postura corporal estática e incómoda resulta de uma flexão e torção excessivas da rotação do tronco. Isto aumenta a tensão na coluna vertebral e pode provocar dor. É provável que o risco aumente com a frequência e a velocidade do movimento do tronco e com o desvio do tronco da posição normal da coluna vertebral. De acordo com Marras *et al.* (1995), a velocidade elevada ou a velocidade de torção do tronco aumentam significativamente o risco de perturbações lombares. No entanto, neste estudo não existe uma correlação significativa entre posturas incómodas e dor na região superior e inferior do corpo. Mais uma vez, este facto é contrariado por um estudo realizado por Khan & Chew (2013), que concluiu que existia uma associação estatisticamente significativa entre a posição estática do ombro e as perturbações músculo-esqueléticas relacionadas com o trabalho na parte inferior do ombro, no antebraço e no cotovelo.

Os conhecimentos sobre o âmbito da ergonomia foram medidos neste estudo através da utilização de uma escala de likert. A maioria dos participantes foi questionada sobre as actividades relacionadas com a ergonomia. O presente estudo mostrou que existe uma correlação significativa entre as aplicações da ergonomia na clínica dentária e os locais de dor nas regiões superior e inferior do corpo. De acordo com Gambhir *et al.*, (2011), no aspeto da ergonomia, é muito importante manter uma boa posição ou postura satisfatória durante o trabalho e as ferramentas e o equipamento com que o dentista trabalha, porque isso pode impedir o desenvolvimento de distúrbios músculo-esqueléticos. Além disso, como afirmado por Costa *et al.*, (2008), que descobriram que existem alguns efeitos benéficos dos alongamentos na prevenção de distúrbios músculo-esqueléticos relacionados com o trabalho.

3.3 LIMITAÇÕES DO ESTUDO

Este estudo foi realizado numa única clínica e o resultado pode não dar a verdadeira indicação da população em geral. Também não há comparação com outras áreas populacionais em Kuantan porque este estudo foi realizado apenas na Clínica Dentária HUM. Além disso, o tamanho da amostra era pequeno e a seleção dos participantes tem tendência para ser tendenciosa. Por outro lado, os participantes que poderiam ter uma perturbação músculo-esquelética sem a notificar e que participaram neste estudo poderiam servir de factores de confusão para esta análise. Outra limitação deste estudo foi a dependência de dados auto-relatados. Isto permitiu a probabilidade de os inquiridos com sintomas de dor sobrestimarem e sobrevalorizarem a sua exposição, aumentando assim as estimativas de risco. Por conseguinte, trata-se de um estudo transversal, pelo que não é possível efetuar uma inferência causal a partir dos resultados.

CAPÍTULO 4

CONCLUSÃO E DIRECÇÃO FUTURA

4.1 CONCLUSÃO

Em conclusão, o estudo foi realizado com êxito para determinar a prevalência e os factores de risco associados à dor músculo-esquelética. Verificou-se uma elevada prevalência de dores cervicais, dores nas costas e nos ombros e dores lombares entre a equipa dentária da HUM Dental Clinic, Kuantan. Os movimentos repetitivos, a flexão do pulso e as actividades físicas foram associados a locais de dor na região superior do corpo, bem como na região inferior do corpo. Além disso, o género e a idade foram estatisticamente significativos para a ocorrência de dor nos locais de dor na região superior e inferior do corpo.

4.2 DIRECÇÃO FUTURA

No futuro, para recuperar a situação, recomenda-se a realização de todas as abordagens preventivas e ergonómicas, bem como de um curso terapêutico específico, na Clínica Dentária do IIUM, a fim de combater os factores de risco notórios das perturbações músculo-esqueléticas. Além disso, sugere-se a realização de um estudo de coorte entre duas populações em Pahang. O estudo de coorte consiste em monitorizar o acompanhamento de dois ou mais grupos desde a exposição até ao resultado. A partir do estudo de coorte, podemos avaliar a relação causal entre as causas e o resultado.

REFERÊNCIAS

Aarabi, M., Zamiri, B., Mohammadinezhad, C., Rahmanian, F., & Mahmoudi, H. (2009). Musculoskeletal Disorders in Dentists in Shiraz, Southern Iran. *Jornal Médico do Crescente Vermelho Iraniano, 11(4),* 464-465.

Abduljabbar, T. A. (2008). Musculoskeletal disorders among dentists in Saudi Arabia (Perturbações músculo-esqueléticas entre dentistas na Arábia Saudita). Pakistan Oral & Dental Journal, 28(1), 135-144.

Alexopoulos, E. C., Stathi, I.-C., & Charizani, F. (2004). Prevalência de distúrbios músculo-esqueléticos em dentistas. BMC musculoskeletal disorders, 5(4), 16.

Camargo,P., Haik, M., Ludewig, P., Filho, R., Mattiello-Rosa, S., & Salvini, T. (2009). Efeitos de exercícios de fortalecimento e alongamento aplicados durante a jornada de trabalho sobre a dor e o comprometimento físico em trabalhadores com síndrome do impacto subacromial. Teoria e Prática da Fisioterapia, 25(7), 463-475.

Chen, H.-M., Wang, H.-H., Chen, C.-H., & Hu, H.-M. (2012). Eficácia de um programa de exercícios de alongamento na dor lombar e na autoeficácia do exercício entre enfermeiras em Taiwan: A Randomized Clinical Trial. Pain management nursing: official journal of the American Society of Pain Management Nurses, 1-9.

Da Costa, B. R., & Vieira, E. R. (2008). Alongamento para reduzir distúrbios musculoesqueléticos relacionados ao trabalho: uma revisão sistemática. Journal of rehabilitation medicine : official journal of the UEMS European Board of Physical and Rehabilitation Medicine, 40(5), 321-328.

Dajpratham, P., Ploypetch, T., Kiattavomcharoen, S., & Boonsiriseth, K. (2010). Prevalência e factores associados à dor músculo-esquelética entre a equipa dentária de uma escola de medicina dentária. Journal of the Medical Association of Thailand, 93(6), 714-721.

Davidson, M., & Keating, J. L. (2002). A Comparison of Five Low Back Disability Questionnaires (Uma Comparação de Cinco Questionários de Incapacidade Lombar): Reliability, 82(1).

Desai, V., Pratik, P., & Sharma, R. (2013). Ergonomia: uma tendência futura na medicina dentária. Jornal de Ciências Farmacêuticas e Biomédicas, 30(26), 1057-1060.

Hamann, C., Werner, R. A., Rhode, N., Rodgers, P. A., Sullivan, K., Werner, R. A., & Sullivan, K. (2004). Upper Extremity Musculoskeletal Disorders in Dental Hygiene : Diagnosis and Options for Management Movimentos repetitivos e posições incómodas para, (junho), 2-8.

Gambhir, R. S., Singh, G., Sharma, S., Brar, R., & Kakar, H. (2011). Riscos para a saúde ocupacional na atual profissão de dentista - uma revisão. The Open Occupational Health & Safety Journal, 3, 57-64.

Patel Harshid L, Marwadi Mehul R, Rupani Mihir, Patel Piyanka (2012). Artigo original Prevalência e factores associados de dores nas costas entre dentistas no Sul de Gujarat Correspondência, 2(2), 2011-2013.

Hayes, M. J., Smith, D. R., & Cockrell, D. (2009). Prevalência e correlações de distúrbios músculo-esqueléticos entre estudantes australianos de higiene dentária. Revista internacional de higiene dentária, 7(3), 176-81.

Heuch I, Hagen K, Heuch I, Nygaard O,Zwart JA. The Impact of Body Mass Index on the Prevalence of Low Back Pain (O impacto do índice de massa corporal na prevalência da dor lombar). *Spine.* 2010;35(7):764-768.

Khan, S. A, & Chew, K. Y. (2013). Effect of working characteristics and taught ergonomics on the prevalence of musculoskeletal disorders amongst dental students. BMC musculoskeletal disorders, 14, 118.

Kierklo, A., Kobus, A., Jaworska, M., & Botulinski, B. (2011). Distúrbios músculo-esqueléticos relacionados com o trabalho entre dentistas - um inquérito por questionário. Ann Agric Environ Med, 18, 79-84.

Kumar, S. P., Kumar, V., & Baliga, M. (2012). Distúrbios músculo-esqueléticos relacionados com o trabalho entre os profissionais de medicina dentária: Uma atualização baseada em provas, 5(1), 5-12.

Madaan, V., & Chaudhari, A. (2012). Prevalência e Fator de Risco associado à Dor Musculoesquelética entre os Estudantes da MGM Dental College: A Cross- Sectional Survey. Jornal de Odontologia Contemporânea, 2, 22-27.

Marras WS, Lavender SA, Leurgans SE, et al. Biomechanical Risk Factors for Occupational Related Low Back Disorders. Ergonomics. 1995;3 8:377- 410.

Melis, M., Abou-Atme, Y. S., Cottogno, L., & Pittau, R. (2004). Sintomas músculo-esqueléticos da parte superior do corpo em estudantes de medicina dentária da Sardenha. Journal (Associação Dentária Canadiana), 70(5), 306-310.

Pradeep, J. R. (2008). Dor nas costas entre os estudantes de medicina dentária da Universidade de Western Cape.

Puriene, A., Aleksejuniene, J., Petrauskiene, J., Balciuniene, I., & Janulyte, V. (2008). Self-reported occupational health issues among Lithuanian dentists. Industrial health, 46(4), 369-74.

Rabiei, M., Shakiba, M., Shahreza, H. D., & Talebzadeh, M. (2012). Distúrbios músculo-esqueléticos em dentistas. Jornal Internacional de Higiene Ocupacional, 4(1), 36- 40.

Samat, R. A., Shafei, M. N., Yaacob, N. A., & Yusoff, A. (2011). Pessoal no Estado do Nordeste da Malásia Prevalência e factores associados à dor nas costas entre o pessoal dentário no Estado do Nordeste da Malásia, 3(7), 576-586.

Sankar, S. G., Reddy, P. V., Reddy, B. R., & Vanaja, K. (2012). The Prevalence of Work-related Musculoskeletal Disorders among Indian Orthodontists. The Journal of Indian Orthodontic Society, 46(4), 264-268.

Leggat, P. a, Kedjarune, U., & Smith, D. R. (2007). Problemas de saúde ocupacional na medicina dentária moderna: uma revisão. Industrial health, 45(5), 611-21.

Van Middelkoop, M., Rubinstein, S. M., Verhagen, A. P., Ostelo, R. W., Koes, B. W., & van Tulder, M. W. (2010). Terapia por exercício para dor lombar crónica inespecífica. Best practice & research Clinical Rheumatology, 24(2),

193-204.

Ylinen, J., Kautiainen, H., Wiren, K., & Hakkinen, A. (2007). Exercícios de alongamento versus terapia manual no tratamento da dor cervical crónica: um ensaio cruzado, aleatório e controlado. Journal of Rehabilitation Medicine, 39(2), 126-32.

APÊNDICE A

PART I: Information Sheet

Project title:
Prevalence and Associated Risk Factors of Musculoskeletal Pain among Dental Team in IIUM Dental Clinic

Introduction:
This study is to determine the prevalence and associated risk factors of musculoskeletal pain among dental team in IIUM dental clinic. Musculoskeletal disorders are injuries that affect the connective tissues of the body such as muscles, tendons, ligaments, joints, or nerves. This condition may occur due to the extensive use of muscles which are extended of their capabilities. Repetition motion, static awkward position, exposed to vibration tools and poor lighting are few example of risk factors that might boost the development of musculoskeletal disorders among dental team.

What does this study involve?
This study employs with all dental teams who are working in clinical setting for more than one year in the dentistry field. A set of questionnaire which consists of three parts such as demographic information, musculoskeletal pain site and nature of work will be administered to the dental team to determine the prevalence and associated risk factors of musculoskeletal pain.

How do I participate in the study?
You can participate in the study if you are dental teams who are working in clinical setting in dentistry field for more than one year.

What are the benefits?
When the dental teams in IIUM dental clinic are able to identify the development of musculoskeletal disorders, they will more aware and responsive to prevent the musculoskeletal disorders from getting more severe.

What are the risks involved?
None

Do I have to take part?
Participation is voluntary. If you prefer not to take part, you do not have to give a reason. You may also withdraw from the study at any point of time.

Confidentiality
The results and data obtained will be reported in an organized manner with no reference to a specific individual. Hence, the data from each individual will remain confidential. As a respondent, you have the right to know the results of the study.

If I have any question, whom can I ask at any point of the study?

Asst Prof Dr Susi Sukmasari
Kulliyah of Dentistry
International Islamic University Malaysia,
Jalan Istana, Bandar Indera Mahkota,
25200, Kuantan, Pahang
H/P: 017-9040567

Consent form

Title of project

Prevalence and Associated Risk Factors of Musculoskeletal Pain among Dental Team in IIUM Dental Clinic

Consent

By signing this page, I am confirming the following:

1. I have read all the information in this research information sheet and consent form and I have had time to think about it.
2. I understand the objectives of the study and all of my questions have been answered to my satisfaction.
3. I voluntarily agree to be part of this research study, to follow the study procedures and to provide necessary information to the staff members as requested.
4. I had never been diagnosed with any musculoskeletal diseases.
5. I also understand that I have the right to withdraw myself from this research at any point of the study.

Name: ………………………………

IC No: ………………………………

Agree / disagree to participate as a sample for this research

Signature: ……………………………

APÊNDICE B

BAHAGIAN I: Lampiran Maklumat

Tajuk projek:
Kelaziman dan faktor-faktor risiko yang berkaitan dengan kesakitan muskuloskeletal dalam kalangan pasukan pergigian di klinik pergigian UIAM

Pengenalan:
Kajian ini adalah untuk menentukan kelaziman dan faktor-faktor risiko yang berkaitan dengan kesakitan muskuloskeletal dalam kalangan pasukan pergigian di klinik pergigian UIAM. Gangguan muskuloskeletal adalah kecederaan yang memberi kesan kepada tisu penghubung badan seperti otot, tendon, ligamen, sendi, atau saraf. Keadaan ini boleh berlaku disebabkan oleh kerana penggunaan otot yang melangkaui batas keupayaan otot tersebut. Gerakan pengulangan, kedudukan statik yang janggal, pendedahan melampau kepada peralatan tangan yang bergetar, dan pencahayaan lampu yang tidak memadai adalah beberapa contoh faktor-faktor risiko yang mungkin meningkatkan perkembangan gangguan muskuloskeletal dalam kalangan pasukan pergigian.

Apakah yang diperlukan/dilakukan dalam projek ini?
Kajian ini melibatkan pasukan pergigian yang telah bekerja lebih dari satu tahun di pengaturan klinikal dalam bidang pergigian. Satu set borang soal selidik yang mengandungi tiga bahagian seperti informasi demografi, kesakitan muskuloskeletal dan kekerapan beban kerja akan diberikan kepada pasukan pergigian menentukan kelaziman dan faktor risiko yang berkaitan dengan kesakitan muskuloskeletal.

Bagaimana saya mengambil bahagian dalam kajian ini?
Anda boleh mengambil bahagian dalam kajian ini jika anda adalah pasukan pergigian yang telah bekerja di pengaturan klinikal dalam bidang pergigian lebih daripada satu tahun.

Apakah faedahnya?
Apabila pasukan pergigian di klinik pergigian UIAM dapat mengenal pasti perkembangan gangguan muskuloskeletal, mereka peka dan mempunyai rasa tanggungjawab untuk mencegah gangguan muskuloskeletal daripada menjadi lebih teruk.

Apakah risikonya?
Tiada.

Adakah saya perlu mengambil bahagian?
Penyertaan adalah secara sukarela. Jika anda memilih untuk tidak mengambil bahagian, anda tidak perlu memberi sebab. Anda juga boleh menarik diri daripada kajian ini pada bila-bila masa.

Kerahsiaan
Keputusan dan data yang diperolehi akan dilaporkan dengan cara yang teratur tanpa merujuk kepada individu tertentu. Oleh itu, data dari setiap individu akan kekal sulit dan rahsia. Sebagai responden, anda mempunyai hak untuk mengetahui keputusan kajian.

Jika ada sebarang pertanyaan bolehlah menghubungi:

Asst Prof Dr Susi Sukmasari
Paediatric Dentistry Unit
Kulliyah of Dentistry
International Islamic University Malaysia,
Jalan Istana, Bandar Indera Mahkota,
25200, Kuantan, Pahang
H/P: 017-9040567

Borang kebenaran

Tajuk Projek:
Kelaziman dan faktor risiko yang berkaitan dengan kesakitan muskuloskeletal dalam kalangan pasukan pergigian di klinik gigi IIUM

Kebenaran:
Dengan menandatangani mukasurat ini, saya mengesahkan yang berikut:

1. Saya telah membaca semua maklumat dalam Borang Maklumat dan Keizinan peserta ini dan saya telah pun diberi masa yang mencukupi untuk mempertimbangkan maklumat tersebut.
2. Saya telah faham objektif kajian dan semua soalan-soalan telah dijawab dengan memuaskan.
3. Saya, secara sukarela, bersetuju menyertai kajian penyelidikan ini, mematuhi segala prosedur kajian dan memberi maklumat yang diperlukan kepada kakitangan staf terlibat yang berkaitan apabila diminta.
4. Saya tidak pernah didiagnos menghidapi sebarang penyakit muskuloskeletal.
5. Saya juga faham yang saya mempunyai hak untuk menarik diri dari kajian ini pada bila-bila masa ketika kajian ini dijalankan.

Nama: ………………………………………..

No IC: ………………………………………..

Bersetuju/ tidak bersetuju untuk mengambil bahagian dalam kajian ini.

Tandatangan: …………………………..

QUESTIONÁRIOS EM LÍNGUA MALAIA

BAHAGIAN 1: MAKLUMAT DEMOGRAFI

Sila isikan butiran anda dan menjawab soal selidik dengan menandakan (-/) di bahagian yang perlu.

1) Jantina : ■ elaki ■ Perempuan
2) Umur: ....tahun
3) Tinggi: .... meter
4) Berat: ....kg
5) Kaum: ....
6) Status: ■ ujang ■ Berkahwin ■ Bercerai
7) Orientasi tangan: ■ Ka ■ Kiri ■ Kedua-dua sekali
8) Pekerjaan: ■ Doktor gigi ■ Jururawat pergigian ■ Pembantu pembedahan pergigian ■ Pelajar pergigian tahun 3 ■ Pelajar pergigian tahun 4 ■ Pelajar pergigian tahun 5
9) Berapa **kerap** anda **bersenam** dalam **seminggu**? (Berenang, berbasikal, berjoging & dll) ■ Tidak bersenam ■ Kurang dari 30 min ■ 30-60 min ■ 1-3 jam ■ Lebih dari 3 jam
10) Berapa **hari** anda **bersenam** dalam **seminggu**? ■ 0 hari ■ 1-2 hari ■ 3-4 hari ■ 5-6 hari ■ 7 hari
11) Bilangan **jam** melakukan rawatan di kerusi pergigian dalam **seminggu**? ■ 0jam ■ 1-10 jam ■ 11-20 jam ■ 21-30 jam ■ >30 jam
12) Bilangan **hari** melakukan rawatan di kerusi pergigian dalam **seminggu**: ■ 0 hari ■ 1-2 hari ■ 3-4 hari ■ 5-6 hari ■ 7 hari
13) Sila nyatakan tempoh bekerja bagi posisi pekerjaan yang berkaitan dengan anda. Anda boleh nyatakan lebih dari satu posisi pekerjaan. Biarkan ruang tempoh bekerja kosong jika posisi pekerjaan tidak berkaitan

POSISI PEKERJAAN SEBAGAI:	TEMPOH BEKERJA	
	DARI TAHUN	HINGGA TAHUN
Operator semasa rawatan		
Penyelia klinikal		
Pembantu pergigian		
Pentadbir		
Lain-lain (sila nyatakan):		

14) Gambarajah di bawah menunjukkan seorang pesakit baring di atas kerusi pergigian. Dimanakah **posisi kebiasaan** anda ketika melakukan rawatan pergigian? (Bulatkan **nombor kedudukan jam** yang paling berkaitan dengan anda). Contoh: bulatkan di kedudukan pukul 8

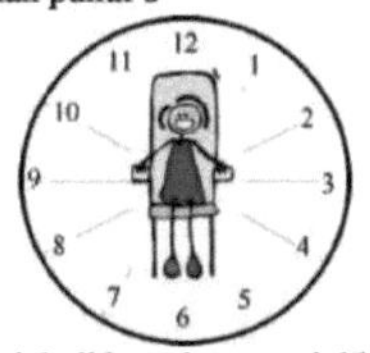

15) Gambarajah di bawah menunjukkan dua jenis posisi duduk yang berbeza. Apakah **posisi duduk** yang menjadi kebiasaan anda ketika melakukan rawatan pergigian? (Bulatkan satu posisi sahaja)

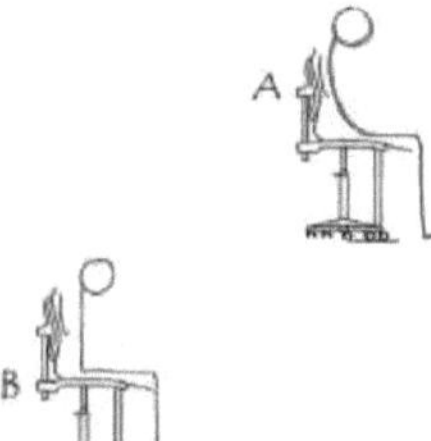

BAHAGIAN 2: JENIS KERJA

O médico de família tem um plano de ação para a saúde. Sila nyatakan kekerapan jenis kerja ini dengan tandakan (>/) di kotak yang sesuai.

	Aktiviti	Tidak pernah (0%)	Jarang (20%)	Kerap (60%)	Selalu (100%)
1	**Gerakan berulang dan pergelangan tangan dibengkokkan semasa:**				
	➢ Pembersihan kerak gigi/cuci gigi				
	➢ Menggilap gigi				
	➢ Menampal gigi				
	➢ Mencabut gigi				
	➢ Mencetak gigi				
	➢ Penempatan alat cekat				
	➢ Sedutan vakum pergigian				
	➢ Penarikan pipi/lidah				
	➢ Memindahkan alat pergigian				

2	Menggenggam instrumen kecil untuk tempoh masa yang berpanjangan				
3	Penggunaan peralatan tangan yang bergetar dalam tempoh yang panjang				
4	Duduk untuk jangka masa yang panjang				
5	Berjalan untuk jangka waktu yang lama				
6	Berdiri untuk jangka waktu yang lama				
7	Beban statik pada lengan.(contoh: lengan dinaikkan atau dilanjutkan ke hadapan atau ke tepi untuk tempoh masa yang lama)				
8	Kedudukan bahu yang statik untuk tempoh masa yang berpanjangan				
9	Kedudukan leher yang statik untuk tempoh masa yang lama				
10	Membongkok atau berpusing semasa bekerja				
11	Menggunakan alatan yang ergonomik				
12	Memiliki pencahayaan yang tidak memadai sepanjang rawatan pergigian				
13	Membawa atau mengangkat barang yang berat				
14	Mempunyai rehat yang mencukupi semasa hari bekerja				
15	Membuat regangan semasa hari bekerja				

BAHAGIAN 3: KESAKITAN MUSKULOSKELETAL

Gambarajah di bawah menunjukkan contoh tubuh manusia. Jika anda mengalami kesakitan di mana-mana bahagian tubuh badan anda dalam masa 12 bulan, sila gambarkan kesakitan anda dengan memberi penilaian di dalam bahagian tubuh manusia di bawah. O seu objetivo é a criação de uma rede de distribuição de água.

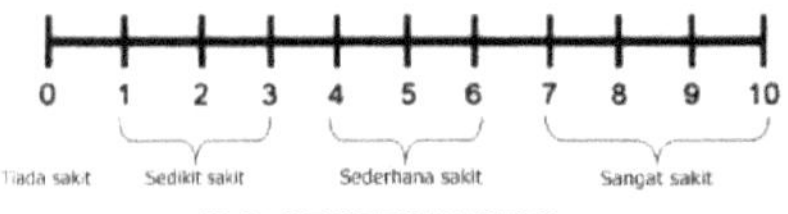

SKALA INTENSITI KESAKITAN

Contoh:

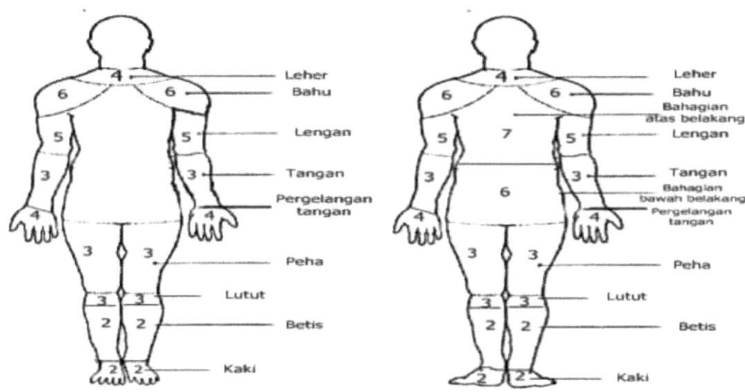

Sisi depan Sisi belakang

ANDA:

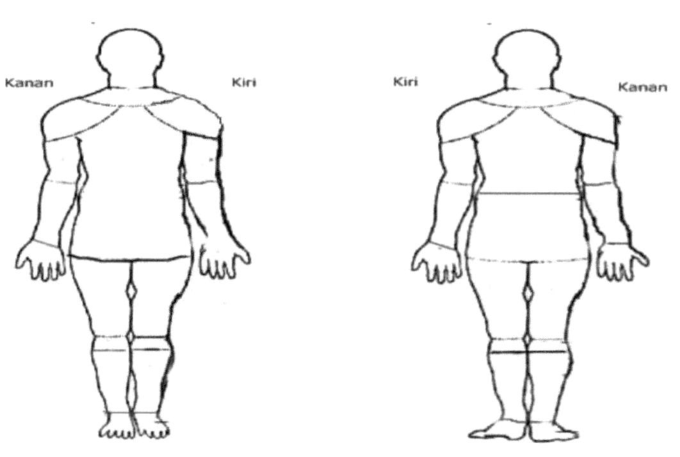

SISI DEPAN SISI BELAKANG

A escala de Corlett e Bishop (1976) é a mais utilizada para a avaliação do desempenho

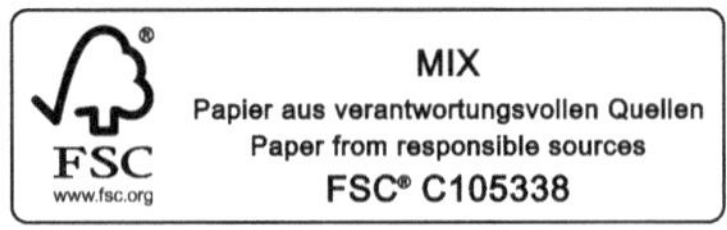

Printed by Books on Demand GmbH, Norderstedt / Germany